57
Td 504.
AF473141

LE

CHOLÉRA EN ÉGYPTE

PAR

COLUCCI-BEY

DIRECTEUR DE L'INTENDANCE SANITAIRE A ALEXANDRIE, VICE-PRÉSIDENT DE L'INSTITUT D'ÉGYPTE, ETC.

BIBLIOTHÈQUE IMPÉRIALE IMPR.

DÉPÔT LÉGAL 778

Td 57 304

PARIS
IMPRIMERIE ET LIBRAIRIE ADMINISTRATIVES
DE PAUL DUPONT
Rue de Grenelle-Saint-Honoré, 45.

1866

AVIS

A la suite de l'épidémie qui, l'année dernière, avait désolé une partie de la France et d'autres pays du littoral méditerranéen, le gouvernement français, on se le rappelle, avait proposé la réunion, à Constantinople, d'une Conférence sanitaire internationale, qui serait chargée d'étudier l'origine et la marche des épidémies cholériques, de rechercher les moyens d'en prévenir la propagation dans l'Orient et la transmission en Europe. Très-favorablement accueillie par la plupart des États européens et par la Sublime-Porte, la proposition si opportune du gouvernement français touche à sa réalisation : la Conférence sanitaire est sur le point de commencer ses travaux.

Dans le but de réunir tous les éléments de nature à faciliter la tâche de la Conférence et à éclairer sa voie, un Questionnaire a été dressé par le gouvernement français et envoyé aux autorités des pays et des cités plus ou moins rudement atteints par la dernière invasion du choléra, et à même de fournir des renseignements et des observations utiles à consulter. Les pages que l'on va lire contiennent la réponse au Questionnaire, pour ce qui concerne l'Égypte.

C'est de l'Égypte justement, ou par la voie de l'Égypte, que le choléra est venu l'année dernière faire invasion en Europe ; les renseignements qui suivent sur l'apparition et la marche du choléra en ce pays sont fournis par l'éminent médecin lui-même qui, en vertu de sa position officielle, était chargé de les recueillir et était admirablement placé pour le faire ; par Colucci-Bey qui, dans la cruelle épreuve que l'Égypte vient de traverser, a montré une fois de plus que, chez lui, le dévouement au bien de l'humanité souffrante égale le rare savoir, que son cœur est au niveau de sa haute intelligence; c'est à l'activité éclairée et infatigable avec laquelle le président de l'Intendance sanitaire secondait les efforts intelligents du gouvernement égyptien, que les deux rives de la Méditerranée en sont redevables, si les dévastations du fléau n'ont pas été plus longues et plus meurtrières.

C'est assez dire que parmi toutes les réponses qui seront faites au Questionnaire, aucune ne saurait être plus importante, et par la position du pays sur lequel portent les renseignements, et par la valeur de l'homme de qui ils émanent. A tous égards donc, l'écrit que nous publions mérite la plus sérieuse considération.

E. H.

Paris, janvier 1866.

QUESTIONNAIRE

I.

Donner une idée sommaire des localités et de ses conditions d'hygiène et de salubrité.

II.

Donner le chiffre de la population actuelle et de la mortalité en temps ordinaire.

III.

1° Donner la date de l'invasion de la maladie et celle du premier cas de maladie.
2° L'état de la santé publique en ce moment-là.
3° Avait-on observé des cas de choléra isolés ou sporadiques?
4° Y avait-il antérieurement des épidémies de choléra?

IV.

1° Faire connaître les circonstances de l'apparition de la maladie ;
2° L'origine connue ou supposée, importée ou spontanée, avec preuves à l'appui autant que possible.

V.

1° Situation et conditions des premiers malades ;
2° Marche et progrès de l'épidémie, relevés jour par jour ;
3° Maximum des accidents; période de décroissance; date de la cessation.

VI.

1° Chiffre des cas et des décès ;
2° Rapport tant par mille à la population ;
3° S'il y a eu émigration, en faire connaître autant que possible le chiffre.

VII.

Indication des mesures prises à l'égard des navires, des personnes et des marchandises.

Durée des quarantaines. — En quoi ont-elles consisté?

Y a-t-on joint quelques mesures d'hygiène, comme déchargement total ou partiel des marchandises? purification des effets, assainissement des navires?

Ou bien s'est-on borné à tenir les arrivages éloignés pendant un temps plus ou moins long?

VIII.

En cas de débarquement des passagers, dans quelles conditions ont-ils été placés pour accomplir leur quarantaine?

IX.

Quels ont été les effets appréciables des quarantaines?

X.

La localité est-elle pourvue d'un lazaret ou d'une installation quelconque pouvant en tenir lieu?

XI.

Quel a paru être le mode de propagation de la maladie dans la ville?

XII.

En cas d'extension en dehors de la localité, indiquer les lieux principaux auxquels la maladie s'est étendue, leur distance et le mode de propagation.

LE CHOLÉRA EN ÉGYPTE

I

L'Égypte est une vallée étroite, dont le Nil est la grande artère, qui suit les sinuosités du fleuve et s'évase là où le Nil se bifurque. Les monts Libiques et Arabiques étreignent l'Égypte dans toute sa longueur, qui est de 200 et quelques lieues. Ces monts serrent de près le sol égyptien jusqu'à la hauteur du Caire; là, ils cessent de suivre la même parallèle. Les monts Libiques se dirigent vers les côtes de la Méditerranée, et s'y arrêtent. Les monts Arabiques vont se fondre dans les montagnes de l'Arabie-Pétrée, et se relient aux chaînes des montagnes de la Syrie; on dirait que la nature a placé ces montagnes comme des fortifications contre l'envahissement des sables des déserts.

La superficie de l'Égypte est environ de 1,600 lieues carrées, dont les deux tiers à peu près sont cultivables, et le dernier tiers est occupé par le fleuve, les canaux et les sables.

Le climat de l'Égypte est très-sain, surtout dans l'intérieur. Les gouvernements qui se sont succédé, à partir de celui du grand Méhémet-Aly, ont tous travaillé à l'amélioration de l'état hygiénique de ce pays.

On a fait disparaître les causes principales d'insalubrité qui existaient, et qui consistaient notamment dans les cimetières, placés autrefois dans l'intérieur des villes, à côté des habitations, et quelquefois même dans l'intérieur de ces habitations.

On a transporté ces cimetières à une distance suffisante et réglementée des villes et des villages, et on tient sévèrement la main à tout ce qui concerne les inhumations.

On a également interdit que, dans le voisinage des lieux habités, divers établissements connus en Europe sous les désignations de dangereux, insalubres ou incommodes, puissent être construits. On a comblé les fossés d'eaux stagnantes qui existaient en abondance dans les villes et les villages ; on a nivelé des monticules séculaires d'immondices qu'on rencontrait à chaque pas dans le pays, et on les a transportées hors des villes; enfin, on exerce une surveillance rigoureuse et incessante sur la propreté des villes et des villages, et sur la qualité des objets de toute nature servant à l'alimentation publique. On a établi des médecins gratuits dans les quartiers, des hôpitaux dans tous les grands centres, des médecins spéciaux pour la vaccination, qui a été rendue obligatoire sous la responsabilité des cheiks des quartiers. Enfin, on peut dire que les conditions d'hygiène et de salubrité de l'Égypte peuvent subir aujourd'hui, sans désavantage, une comparaison avec celles de n'importe quel pays d'Europe.

Alexandrie repose sur un sol plat et aride, sans accidents appréciables; ce qui fait que le voyageur, arrivant par mer en Égypte, n'aperçoit la terre qu'à une faible distance (3 lieues environ).

Un phare de premier ordre, de 65 mètres au-dessus du niveau de la mer, et pouvant être aperçu de 8 lieues au large, signale aux navigateurs les passes et écueils nombreux qui se trouvent en dehors du port, et qui souvent en rendent l'entrée difficile, et même dangereuse, par le mauvais temps.

Le port principal, placé au centre d'un demi-cercle assez vaste, peut contenir un grand nombre de navires. Dans le voisinage d'Alexandrie se trouve le lac Maréotis, qui couvre une vaste étendue de terrains et qui est alimenté par l'eau de la mer. Ces terrains sont devenus des marécages improductifs, et ce voisinage rendrait le climat d'Alexandrie très-insalubre, si le vent du nord, qui règne le plus ordinairement, ne chassait vers le désert les miasmes dangereux qui émanent de ces eaux sans écoulement.

Autant le sol d'Alexandrie est sec et aride, autant celui du Caire présente l'aspect de la plus merveilleuse végétation. Un ruban de verdure éternelle borde les rives de son fleuve, et son climat chaud, mais sec, est très-sain. Une citadelle, célèbre par les événements qui s'y sont produits, domine la ville, et le plus magnifique panorama se déroule du haut de cette citadelle aux regards du spectateur. Des milliers d'édifices, coupés par de nombreux jardins et des forêts de palmiers, et d'où s'élance une quantité de gracieux minarets; le Nil qui serpente au milieu et autour de ces groupes; les Pyramides qui se détachent dans le lointain, au milieu d'une mer de sable, tout contribue à donner à ce tableau, éclairé par le soleil le plus brillant et dans une atmosphère toujours pure, quelque chose de réellement magique.

II

La statistique de la population d'Égypte donnait, au 26 mai 1865 (terme de l'année turque), date antérieure à l'invasion du choléra, un chiffre de 4,841,677.

Le chiffre moyen de la mortalité en Égypte, en temps ordinaire, est de 26 1/4 pour 1,000.

Le tableau ci-après donne :

1° Le relevé des naissances et des décès (en temps ordinaire) pendant une période de dix années, et année par année.

Ce relevé, sur l'exactitude duquel on peut compter, établit qu'il y a eu, en Egypte, pendant ladite période de dix années, un excédant des naissances sur les décès de 439,664.

2° La moyenne par année de l'augmentation de population, calculée sur le chiffre de la population au 11 septembre 1855, a été de 36 3/4 pour 1,000.

3° Enfin, la moyenne de la mortalité ordinaire, toujours en prenant pour base le chiffre de la population au 26 mai 1865, a été de 26 1/4 pour 1,000.

Voici le tableau :

ÉTAT

État des naissances et des décès dans toute l'Égypte pendant une période de dix années, soit du 12 septembre 1855 au 26 mai 1865.

ANNÉE de L'HÉGIRE.	DATES CORRESPONDANTES AU CALENDRIER GRÉGORIEN.	NAISSANCES.	DÉCÈS.
1272	Du 12 septembre 1855 au 30 août 1856...	138,309	93,449
1273	» 31 août 1856 au 19 août 1857.... ...	128,138	107,936
1274	» 20 » 1857 au 7 » 1858........	161,702	99,392
1275	» 8 » 1858 au 30 juillet 1859......	159,345	100,750
1276	» 31 juillet 1859 au 18 » 1860......	163,353	131,968
1277	» 19 » 1860 au 9 » 1861.....	171,552	113,292
1278	» 10 » 1861 au 27 juin 1862........	176,909	112,100
1279	» 28 juin 1862 au 17 » 1863........	179,634	118,548
1280	» 18 » 1863 au 4 » 1864........	173,820	170,283
1281	» 4 » 1864 au 26 mai 1865........	165,772	131,152
	Naissances.........	1,618,534	1,178,870

Soit donc, excédant des naissances sur les décès pendant une période de dix années........................ 439,664

Excédant par année......... 43,966 1/3

Excédant par mois........... 3,666 5/6

La population de l'Égypte entière, au 11 septembre 1855, époque d'où est parti l'état ci-dessus, était de.................................. 4,402,013

En ajoutant à ce chiffre l'excédant des naissances sur les décès, pendant la période de dix années ci-dessus, soit.................................. 439,664

On a pour total de la population de l'Egypte au 26 mai 1865 (dernier jour de l'année de l'hégire, où s'arrête l'état ci-dessus)................ 4,841,677

III

1° C'est le 11 juin 1865 que le premier cas de choléra a été observé et constaté officiellement à Alexandrie.

Le 12 juin on constata 4 cas.
13 — — 12 —
14 — — 34 —
15 — — 38 —
16 — — 34 —
17 — — 53 —

Jusqu'à cette dernière date, la maladie s'était concentrée dans Alexandrie, dont peu à peu elle avait envahi tous les quartiers.

Mais, à partir du 17 juin, divers rapports parvinrent à l'administration sanitaire, signalant presque en même temps l'invasion de la maladie au dehors.

Ainsi, à cette date du 17 juin :

6 cas sont constatés au Caire : 5 sur des individus arrivés de Suez; 1 sur un individu arrivé d'Alexandrie ;

1 cas est constaté à Tantah sur une femme arrivant d'Alexandrie ;

1 cas est constaté à Aboukir sur un matelot arrivant d'Alexandrie.

Depuis ce moment-là, on voit la maladie se propager rapidement dans les différentes localités de la basse et de la moyenne Égypte, et, plus tard, dans quelques provinces de la haute Égypte.

Les journées les plus meurtrières ont été :

Pour Alexandrie,	celle du	3 juillet,	228	décès cholériques.
— le Caire,	—	5 —	468	—
— Rosette,	—	29 juin,	279 (1)	—
— Damiette,	—	5 juillet,	172	—
— Mansourah,	—	7 —	53	—
— Tantah,	—	24 juin,	96	—
— Zagazig,	—	27 —	105	—

On a observé que les 3 et 5 juillet, les plus mauvaises journées pour Alexandrie, le Caire, Damiette et autres localités, ont été, en même temps, celles où la température avait été la plus élevée jusqu'à ce moment-là.

Les moyennes des décès journaliers par le choléra ont été :

Pour Alexandrie,	57 2/5	décès par jour.
— Caire,	65 2/3	—
— Rosette,	54 1/5	—
— Damiette,	45 2/3.	—

2° Lorsque le choléra a apparu pour la première fois, en 1865, à Alexandrie, et, ainsi qu'on l'a dit, le 11 juin, la santé du pays tout entier était parfaite.

(1) Sur une population de 21,000 habitants. C'est la contrée qui a été le plus maltraitée.

3° Aucun cas de choléra isolé ou sporadique n'avait été signalé, ni dans les hôpitaux, ni dans la clientèle privée des médecins, jusqu'au 11 juin 1865.

4° En comprenant l'invasion de 1865, il y a eu en Égypte cinq invasions du choléra :

La première en juillet 1831,
La deuxième le 24 juin 1848,
La troisième le 25 juillet 1850,
La quatrième le 4 juin 1855,
La cinquième le 11 juin 1865.

Ces diverses épidémies finissaient toujours vers le mois de septembre, sauf quelques cas isolés et sporadiques qui se sont produits de temps à autre, après le mois de septembre, mais dont on ne tenait plus compte, le caractère épidémique de la maladie ayant disparu.

Dès la première apparition de la maladie à Alexandrie, un des professeurs de chimie à l'École de médecine du Caire fut invité à faire, jour par jour, des observations météorologiques à l'Observatoire de la capitale, afin qu'on pût juger de l'influence atmosphérique sur la marche du choléra.

Voici les tableaux où sont consignées ces observations, qui, toutefois, n'ont permis de constater aucun phénomène particulier :

OBSERVATIONS MÉTÉOROLOGIQUES FAITES AU CAIRE.

Mois de juin.	LEVER DU SOLEIL.						2 HEURES APRÈS MIDI.						Électomètre.	Vents.	État du ciel.
	Baromètre.	Thermomètre.	Hygromètre.	Électomètre.	Vents.	État du ciel.	Baromètre.	Moyenne de la pression.	Thermomètre.	Moyenne de la température.	Hygromètre.	Moyenne de l'humidité.			
21	756	29.4	41	»	S. O.	Clair.....	756	756	31.2	30.3	39	40	»	O.	Clair.
22	755	30.2	43	»	S. O.	»	755	755	32	31.1	37	40	»	S. O.	»
23	756	28.3	42	»	O.	»	756	736	30.3	29.3	38	40	»	O.	»
24	754	27.2	44	»	N. O.	»	752	753	31.2	29.2	36	40	»	O.	»
25	755	26.3	42	»	N. O.	»	755	755	30.5	28.4	32	37	»	O.	»
26	754	26.2	40	»	S. O.	»	756	755	30.4	28.3	30	36	»	S. O.	»
27	756	24.4	41	»	N. O.	Nuageux.	758	757	32	28.2	32	36.5	»	N. O.	»
28	757	23.8	39	»	N. O.	»	759	758	31.4	27.6	35	37	»	S. O.	»
29	756	24.6	40	»	O.	Clair.....	756	756	32.3	28.5	36	38	»	O.	»
30	756	26.5	42	»	S. O.	»	756	756	32.3	29.4	37	39.5	»	S. O.	»

Mois de juillet 1865.

1	756	25.5	41	»	O.	Clair.....	756	756	32.5	29	38	39.5	»	S. O.	Clair.
2	755	26.4	42	»	O.	»	755	755	32	29.2	39	40.5	»	S. O.	»
3	756	24.2	43	»	N. O.	Nuageux.	756	756	32.4	28.3	40	41.5	»	O.	»
4	755	23.4	49	»	O.	Clair.....	755	755	33	29.2	42	43	»	S. O.	»
5	754	26.3	45	»	S. E.	»	754	754	33.3	29.8	41	43	»	S.	»
6	754	26.4	44	»	S. E.	»	754	754	33.4	29.9	40	42	»	S. E.	»
7	755	25.5	43	»	N. O.	Nuageux.	755	755	33	29.5	41	42	»	O.	»
8	756	26	44	»	O.	»	756	756	32.8	29.4	42	43	»	O.	»
9	755	25.3	45	»	S E.	Clair.....	755	755	33.3	29.3	49	42.5	»	E.	»
10	755	26.2	46	»	E.	»	755	755	33.4	29.8	41	43.5	»	S. E.	»
11	754	27.4	46	»	S. E.	»	754	754	3 .4	30.4	42	44	»	S. E.	»
12	754	27	46	»	S. E.	»	754	754	33.6	30.3	42	44	»	S. E.	»
13	754	26.8	45	»	E.	»	754	754	33.4	31.1	40	42.5	»	S. E.	»
14	755	26.5	44	»	O.	»	755	755	33.5	30	40	42	»	O.	»
15	755	26.5	41	»	O.	»	755	755	33.5	30	40	42	»	O.	»
16	756	25.8	45	»	N. O.	Nuageux.	756	756	32.2	29.5	41	43	»	N. O.	»
17	756	26	44	»	O.	Clair.....	756	756	32.6	29.3	40	42	»	N. O.	»
18	756	27	43	»	O.	Nuageux.	756	756	33.6	30.1	40	41.5	»	N. O.	»
19	756	26.8	44	»	N. O.	»	756	756	33	29.9	40	42	»	N. O.	»
20	756	26.6	45	»	O.	»	756	756	33	29.9	41	43	»	N. O.	»
21	756	27.2	44	»	O.	Clair.....	756	756	34.4	30.3	40	42	»	N. O.	»
22	757	27	44	»	N. O.	Nuageux.	757	757	33.2	30.1	40	42	»	N.	»
23	757	27.1	45	»	N. O.	»	757	757	33.3	30.2	40	42.5	»	N.	»
24	757	26.8	45	»	N. O.	»	757	757	33.6	30.2	41	43	»	N.	»
25	757	27	44	»	N. O.	Clair.....	757	757	33.4	30.2	40	42	»	N.	»
26	757	27.4	42	»	O.	»	757	757	33 2	30.3	39	40.5	»	N.	»
27	758	27.6	44	»	N. O.	Nuageux.	758	758	32.8	30.2	38	41	»	N.	»
28	759	27.2	45	»	N. O.	»	759	759	33	30.1	39	42	»	N.	»
29	760	27	44	»	N. O.	»	760	760	33.4	30.2	39	41	»	N.	»
30	762	27.5	45	»	N. O.	Clair.....	762	762	33.3	30.3	39	42	»	N.	»
31	761	27.2	45	»	N. O.	»	761	762	33.4	30.3	39	42	»	N.	»

DATES.	THERMOMÈTRE.		PRESSION BAROMÉTRIQUE.		DIRECTION ET FORCE du vent.	Abondance des nuages.	MORTALITÉ	
	9 h. mat.	3 h. soir.	9 h. mat.	3 h. soir.			du choléra.	TOTALE.
				Mois de juin.				
1	22	24	756	756	E. S. E..... 2	0	»	»
2	24	25	»	»	N. O........ 2	0	»	»
3	22	24	»	»	Nord........ 1	0	»	»
4	24	25	»	757	Nord........ 1	0	»	»
5	22	24	757	756	Ouest....... 3	0	»	»
6	24	25	757	»	Nord........ 3	0	»	»
7	22	24	756	»	N. N. O..... 1	0	»	»
8	24	27	757	»	N. O........ 2	0	»	»
9	24	25	»	»	N. N. O..... 2	0	»	»
10	22	24	»	»	N. O........ 3	0	»	»
11	24	25	756	»	N. N. O..... 1	0	»	»
12	24	25	»	»	N. O........ 1	0	3	47
13	23	25	757	»	N. O........ 1	0	12	50
14	24	25	756	»	Nord........ 2	0	34	64
15	25	28	»	757	E. N. E..... 3	0	38	55
16	24	26	757	»	N. N. E..... 2	0	34	63
17	25	27	»	»	N. N. E..... 2	0	53	81
18	24	26	»	»	N. N. E..... 2	0	61	91
19	24	25	»	»	N. O........ 2	0	94	115
20	22	25	»	»	E. N. E..... 2	0	101	152
21	25	26	»	757	N. N. O..... 4	1	159	201
22	22	24	756	756	Nord........ 4	1	145	181
23	24	26	757	»	N. N. E..... 2	0	159	198
24	22	25	»	»	Est......... 2	0	141	178
25	24	26	»	»	E. S. E..... 3	2	183	233
26	28	30	»	757	S. E........ 1	1	193	241
27	26	28	756	»	Nord........ 2	1	208	258
28	25	26	»	756	Nord........ 2	1	214	259
29	25	26	»	757	N. N. O..... 2	0	209	252
30	25	26	»	»	N. N. O..... 2	0	197	237
				Mois de juillet.				
1	25	27	757	757	Nord........ 2	0	184	209
2	25	26	»	756	N. O........ 3	0	196	219
3	25	26	»	757	O. N. O..... 3	0	228	265
4	26	27	»	»	Nord........ 4	0	176	216
5	26	26	»	»	Nord........ 4	0	115	157
6	25	26	756	»	Nord........ 3	0	132	176
7	25	27	»	»	Nord........ 3	0	142	177
8	25	26	»	758	Nord........ 3	0	94	123
9	25	26	»	756	N. N. O..... 2	0	91	122
10	25	26	»	757	N. N. O..... 2	0	64	101
11	25	26	»	»	N. N. O..... 2	0	55	99
12	25	26	757	»	N. N. O..... 3	0	61	94
13	25	26	»	»	O. N. O..... 3	0	48	81
14	25	27	»	»	O. N. O..... 3	0	21	62
15	25	26	756	»	N. N. O..... 3	0	23	68
16	25	26	»	»	O. N. O..... 3	0	22	67
17	25	27	757	»	N. N. E..... 2	0	21	54
18	25	26	»	»	N. N. O..... 1	1	18	55
19	25	27	756	»	N. N. O..... 2	2	10	57
20	25	27	»	»	N. N. O..... 2	1	12	63
21	26	27	757	»	Nord........ 2	0	10	40
22	25	27	756	»	N. N. O..... 3	1	8	38
23	25	26	757	»	N. N. O..... 2	2	4	30
24	25	26	»	756	N. O........ 2	2	2	36
25	25	27	756	»	N. N. O..... 2	3	4	35
26	25	27	»	757	N. N. O..... 1	4	5	29
27	25	27	»	»	N. O........ 3	2	4	37
28	25	26	»	»	N. N. O..... 2	0	2	31
29	25	27	»	»	N. O........ 2	0	5	39
30	25	27	»	»	N. N. O..... 3	0	2	33
31	25	27	»	»	N. N. O..... 1	0	1	28

IV

1° Ainsi que cela a déjà été dit dans la réponse à la question n° 3, c'est le 11 juin 1865 que le premier cas de choléra a été constaté à Alexandrie, et ce sont les portefaix et gens de service attachés au chemin de fer qui relie Suez au Caire et à Alexandrie, qui ont été les premières victimes. — On a fait de nombreuses suppositions au sujet de cette invasion du choléra en Égypte. — Les unes l'attribuent aux pèlerins revenant de la Mecque, les autres aux effets de ces pèlerins, effets des plus sordides, que l'on suppose avoir été remués par les portefaix, lesquels auraient ainsi contracté dans ce travail les germes de la maladie. Mais, malheureusement, on en est réduit dans tout cela à des suppositions.

2° On donne généralement le delta du Gange pour berceau au choléra. On pense que ce sont les pèlerins indiens, arrivant à la Mecque pour les cérémonies religieuses, qui l'y introduisent, et que de là, la maladie se propage en Égypte et ensuite en Europe.

Il est incontestable que le choléra n'a jamais éclaté spontanément en Égypte, mais qu'il a toujours été importé du dehors d'une manière ou d'une autre ; l'opinion qui donne au choléra les Indes pour patrie paraît très-rationnelle et elle s'appuie sur des faits nombreux.

Si donc on admet que le choléra est importé à la Mecque par les pèlerins indiens, il est utile d'examiner les circonstances dans lesquelles la maladie se trouve à la Mecque pour s'y développer rapidement.

Ainsi que chacun le sait, les fêtes religieuses qui se célèbrent chaque année à la Mecque y attirent un nombre très-considérable de musulmans, arrivant là de toutes les parties du globe, même les plus lointaines. C'est alors que se trouvent réunies sur ce point toutes les conditions essentielles à l'explosion de quelque maladie épidémique. Ces principales conditions sont :

1° L'agglomération sur un même point d'un nombre considérable d'individus, la plupart presque sans ressources, se nourrissant mal, reposant mal, lesquels arrivent exténués de fatigues et de privations dans un état permanent de malpropreté ;

2° Les miasmes produits par d'innombrables sacrifices d'animaux dont le sang et les entrailles couvrent le sol, et entrant dans une rapide décomposition sous un ciel de feu, répandent les odeurs les plus malsaines.

Puisqu'on vient de parler des pèlerins qui se trouvaient à la Mecque et dont, plus tard, une notable partie est rentrée dans ses foyers, par la voie d'Égypte, il semble que, sans sortir de la question, on peut dire quelques mots de ce retour.

Les fêtes religieuses tombaient, cette année, vers les premiers jours du mois de mai. Une mortalité anormale se déclara parmi ces pèlerins réunis à la Mecque, localité, qui comme on sait, est sous la juridiction du sultan et où, par conséquent, l'Égypte n'a à exercer aucune action. Néanmoins, aussitôt que l'intendance sanitaire d'Égypte eût connaissance de cette mortalité plus considérable qu'à l'ordinaire, elle s'empressa d'envoyer sur les lieux une commission composée de médecins ayant sa confiance, afin de constater l'état sanitaire de ce pays et adresser son rapport à l'administration.

Lorsque cette commission arriva à la Mecque, les fêtes étaient terminées, la maladie, que la commission apprit avoir fait de nombreuses victimes, avait disparu, et les pèlerins se préparaient au retour.

Une surveillance active et scrupuleuse fut dès lors exercée sur eux et chacun d'eux fut soumis à une visite du médecin sanitaire. On ne put remarquer sur aucun le plus léger symptôme de choléra et on dût les laisser partir. Mais les médecins de l'intendance sanitaire d'Égypte s'attachèrent aux pas de ces voyageurs et pendant le long trajet de la Mecque à Suez il n'y eût pas un seul individu qui offrît l'apparence d'une maladie suspecte.

A l'arrivée à Suez, le médecin sanitaire de cette ville leur fit subir une visite rigoureuse, et, les dépositions écrites des commandants et des médecins des navires qui avaient amené ces voyageurs ayant établi que tous avaient été pendant le voyage dans un état parfait de santé, on dut nécessairement admettre ces pèlerins en libre pratique.

Mais même, une fois cette libre pratique accordée, et par surcroît de précaution, on chercha à éviter tout contact de ces pèlerins avec les gens du pays. A cet effet, des trains express, disposés à Suez, reçurent les voyageurs à la descente des navires, et les transportèrent, sans aucun temps d'arrêt, à Alexandrie; là, on les embarqua pour leurs destinations respectives, ou bien, faute de navires prêts pour les recevoir, on les fit camper en attendant, loin de la ville, dans le désert, sur les bords de la mer.

Telles sont, dans leur ensemble, les mesures hygiéniques prises à l'égard des pèlerins revenant de la Mecque, à leur passage à travers l'Égypte.

V

1° Un très-petit nombre des premiers individus que la maladie a touchés a pû être sauvé.

Le mal avait généralement au début un caractère presque foudroyant. Peu d'heures après l'attaque, le malade succombait.

2° La moyenne des observations faites par les médecins, soit dans les hôpitaux, soit dans la clientèle privée, établit que dans la période d'accroissement, soixante-cinq à soixante-dix décès environ avaient lieu sur cent attaques.

A Alexandrie cette première période a duré de dix-sept à dix-huit jours.

Ensuite la maladie est restée à peu près stationnaire pendant dix à onze jours, et dans cette période de transition, on a commencé à ne plus perdre que trente-cinq à quarante malades sur cent.

Enfin, dans la dernière période, celle de la décroissance, qui a duré de vingt à vingt-cinq jours, on ne perdait plus que quinze à vingt individus sur cent attaqués. Le malade se sauvait alors, pour ainsi dire, seul et presque sans l'aide d'aucun médicament, la nature ayant encore plus d'action que le médecin dans la guérison.

Les observations faites à Alexandrie ont été à peu près les mêmes pour les autres parties du pays.

3° Il a été donné, en réponse à la question n° 3, le maximum des accidents dans les principales localités. Les dates de la cessation du choléra dans les localités en question figurent au tableau général des décès par choléra. (Réponse à la question n° 6.)

VI

La réponse à la sixième question se trouve dans le tableau ci-contre donnant, localité par localité, sexe par sexe, et lorsque ce détail a pu être relevé, religion par religion, les décès occasionnés par le choléra; quant aux cas de choléra survenus en Égypte, mais non suivis de décès, il est tout à fait impossible de satisfaire à cette question d'une manière un peu exacte (1).

(1) Voici pour les quatre villes principales, le rapport des décès à la population :

	Habitants.	Décès cholér.	Décès par 1000 hab.
Le Caire	282,348	6,104	21 3/4
Alexandrie	180,796	4,018	22 1/4
Damiette	57,000	2,374	41 2/3
Rosette	21,130	2.168	107 3/4

État général de la mortalité par le choléra en Égypte pendant l'épidémie de 1865.

VILLES ET PROVINCES.	DÉCÈS.		TOTAL.	DÉCÈS.			TOTAL.	Commencement de l'épidémie.	Fin de l'épidémie.	JOURS DE DURÉE de l'épidémie.
	Hommes.	Femmes.		Musulmans	Chrétiens.	Israélites.				
Alexandrie	2,263	1,755	4,018	3,299	678	41	4,018	11 juin 1865	19 août 1865	69
Caire	3,400	2,704	6,104	5,487	548	69	6,104	17 — —	17 septembre 1865	92
Ramlé	43	40	83	»	»	»	83	»	»	»
Agiami	16	2	18	18	»	»	18	»	»	»
Aboukir	13	10	23	23	»	»	23	»	»	»
Rosette	1,069	1,099	2,168	2,166	2	»	2,168	19 juin 1865	28 juillet 1865	39
Damiette	1,128	1,246	2,374	2,307	67	»	2,374	26 — —	14 août 1865	»
Port-Saïd	»	»	57	»	»	»	57	»	»	»
El Arich	19	16	35	34	1	»	35	5 juillet 1865	26 septembre 1865	83
Suez	48	9	57	18	39	»	57	26 juin 1865	7 août 1865	42
Province Behera	1,204	1,037	2,242	»	»	»	2,242	20 — —	19 septembre 1865	91
— Garbié	5,805	4,376	10,181	10,064	117	»	10,181	20 — —	12 — —	83
— Menoufié	1,444	1,204	2,648	2,644	4	»	2,648	29 — —	12 — —	74
— Dakalié	3,858	3,498	7,356	7,272	84	»	7,356	22 — —	3 août 1865	42
— Charkié	1,903	1,688	3,591	3,479	112	»	3,591	21 — —	16 — —	56
— Galioubié	392	207	699	»	»	»	699	25 — —	5 septembre 1865	72
— Ghizé	810	663	1,473	»	»	»	1,473	»	»	»
— Benisouelf	513	518	1,031	»	»	»	1,031	»	»	»
— Fayoum	718	588	1,306	»	»	»	1,306	»	»	»
— Minée	946	820	1,766	1,509	257	»	1,766	30 juin 1865	2 septembre 1865	63
— Assiout	2,293	2,094	4,387	»	»	»	4,387	»	»	»
— Girghé	2,930	2,835	5,775	»	»	»	5,775	»	»	»
— Kéneh et Cosseir	1,581	1,503	3,084	»	»	»	3,084	»	»	»
— Esné	408	305	713	»	»	»	713	»	»	»
			61,189				61,189			

Une véritable panique s'était emparée de la population d'Alexandrie et de celle du Caire dans les premiers temps de la maladie, du 12 juin aux premières journées de juillet. Beaucoup de personnes ont ainsi abandonné le pays à tout prix et ont déserté leurs occupations.

En outre, cette émigration causée par la frayeur du choléra a coïncidé avec l'émigration qui s'opère chaque année à cette époque, de personnes riches, lesquelles se rendent en Europe, soit pour éviter les fortes chaleurs de l'été, soit pour se rendre aux eaux, soit, enfin, pour différents motifs de distractions, de plaisirs ou d'affaires. On a calculé que 30 à 35,000 individus ont ainsi abandonné le pays du 15 juin au 15 juillet. Chaque nationalité a fourni son contingent à cette émigration.

Ce n'est que lorsque la maladie a cessé au Caire et à Alexandrie que les émigrants ont commencé à rentrer. Presque tous sont revenus aujourd'hui.

VII ET VIII

Voici les mesures spéciales prises contre le choléra. Les bâtiments à voiles et à vapeur qui n'avaient pas de médecin spécialement attaché à leur bord, mais qui, du reste, n'avaient éprouvé aucun accident de choléra pendant leur traversée et dont, en outre, l'équipage et les passagers, après la visite du médecin sanitaire d'Alexandrie, étaient reconnus se trouver en santé parfaite, furent assujettis à une quarantaine de cinq jours, sans obligation, toutefois, de devoir débarquer leur marchandises et leurs passagers au lazareth.

Quant aux navires de cette première catégorie qui, pendant le cours de leur traversée, ou bien, au moment de l'arrivée, avaient éprouvé des accidents cholériques, la quarantaine qui leur fut imposée fut de dix jours qui commencèrent du jour de l'arrivée du navire dans le port et de celui du débarquement des malades et des autres passagers au lazaret. Les marchandises, non susceptibles, furent laissées à bord jusqu'au moment de la mise en libre pratique du navire.

En ce qui concerne les bateaux-poste et autres navires ayant un médecin spécialement attaché à leur bord et inscrit sur le rôle d'équipage, n'ayant éprouvé aucun accident de maladie épidémique ou contagieuse pendant la traversée, la quarantaine fut de cinq jours, comptant de celui du départ; la libre pratique leur était donnée, une fois terminée cette quarantaine, le plus souvent passée en mer, mais non toutefois sans avoir subi, avant cette mise en pratique, la visite du médecin sanitaire d'Alexandrie, chargé de s'assurer du bon état de santé de tout le monde.

Lorsque des navires de cette seconde catégorie avaient éprouvé quelque accident cholérique à bord pendant la traversée ou au moment de l'arrivée, la quarantaine était portée à 8 jours, commençant de celui de l'arrivée et du débarquement des passagers et des malades au lazaret.

Pour les navires de ces catégories, si pendant le cours de la quarantaine, quelque cas de maladie suspecte s'était produit, soit à bord parmi l'équipage, soit au lazareth parmi les passagers, la quarantaine recommençait pour les uns comme pour les autres, à compter du jour du dernier accident.

Dans le but de faciliter, autant que possible, les opérations des navires, il leur fut permis de descendre dans des mahônes, accostées le long du bord, les marchandises de nature susceptible qui se trouvaient dans les navires, et ces mahônes, surveillées par des gardes sanitaires, prenaient pratique en même temps que le navire lui-même.

Pour les marchandises de nature non susceptible leur entrée dans le pays fut immédiate.

Les mesures hygiéniques suivantes avaient en outre été adoptées :

Pour les navires et les passagers, exempts de cas de choléra pendant le cours de la quarantaine, les navires étaient tenus à une certaine distance des autres.

Les effets des passagers et de l'équipage étaient serénés, et une visite médicale était régulièrement faite chaque jour, afin de s'assurer que la santé était parfaite partout.

Le service sanitaire hygiénique d'Egypte est modelé sur la convention internationale signée à Paris en 1863.

Le règlement quarantenaire est formé sur les bases du règlement en usage à Constantinople.

IX

Pour pouvoir apprécier sainement et logiquement les effets d'une quarantaine, il faudrait :

1° Que la durée de cette quarantaine fût pour le moins égale à la durée présumée de l'incubation de la maladie qu'on se propose de combattre.

2° Avoir la conviction la plus complète (conviction qui malheureusement fait défaut, après certains faits qui se sont produits), que les commandants et médecins des navires ont dit la vérité, rien que la vérité.

3° Posséder la certitude, pleine et entière, que toutes les mesures hygiéniques prescrites par les règlements, telles que purification des navires, serénage des effets, etc., ont été exactement et intelligemment accomplies.

Ces conditions préalables faisant défaut dans l'état actuel des choses, il est sinon impossible, du moins extrêmement difficile de répondre d'une manière juste et sérieuse à la question n° 9.

X

Quatre ports d'Egypte possèdent des lazarets ou des établissements en tenant lieu; ce sont :

1° Alexandrie, dont le lazaret très bien situé sur les bords de la mer, peut contenir 12 à 1,500 personnes et de nombreuses marchandises.

Tout récemment 1,200 militaires français environ partis de Toulon, en transit par l'Egypte, pour la Cochinchine, y ont fait quarantaine, et des rapports des médecins de ces détachements il résulte que cet établissement est pourvu de tout le nécessaire et qu'il fonctionne très-convenablement;

2° Damiette possède un lazaret pour les passagers et les marchandises;

3° Suez est pourvu d'un établissement semblable pour passagers et marchandises;

4° El Arich, localité située à l'extrême frontière, entre l'Egypte et la Syrie, possède un établissement sous des tentes, destiné principalement pour les caravanes.

Ces tentes sont entourées de barrières en bois et sont surveillées par des gardes sanitaires et par des cavaliers irréguliers pour empêcher les infractions aux règlements sanitaires.

XI

Il a déjà été satisfait à cette question dans l'ensemble de la réponse à la 5e question : le mode de propagation a été le même partout, c'est-à-dire, que la maladie s'est propagée d'un quartier d'une ville à un autre quartier, — puis importée d'une ville à une autre par un ou plusieurs émigrants, — en adoptant toutefois une marche partout irrégulière, en ne causant quelquefois aucun dommage à de nombreuses localités, placées sur sa route, pour arriver à d'autres localités et y exercer ses ravages.

XII

La réponse à cette question se trouve dans les renseignements donnés en réponse à la question n° 5.

L'épidémie a suivi en Egypte, ainsi qu'il a été donné de l'observer partout ailleurs, une marche fort capricieuse. Elle a épargné bon nombre de localités et s'est acharnée sur d'autres, que les premières enclavaient et qui se trouvaient, pour le moins, dans d'aussi bonnes conditions hygiéniques que les dernières.

Voici l'itinéraire exact suivi par le fléau :

Le 11 juin 1865, il envahit Alexandrie.

Il s'y concentre pendant six jours sans se montrer au dehors.

Le 17 juin, il envahit

Aboukir, distant d'Alexandrie de........	25 kilomètres.
Tantah..............................	75
Caire................................	150

Puis, sept jours après, Rosette,
Damiette,
Mansourah.

De ce point, il se dirige vers différentes provinces de la basse et de la moyenne Égypte.

Le mode d'invasion de la moyenne Égypte, d'où ensuite le choléra se propagea dans la haute Égypte, mérite d'être signalé.

Le 8 safar 1282 (correspondant au 3 juillet 1865), un bateau à vapeur de l'État, parti du Caire avec une certaine quantité de soldats chargés de divers travaux à exécuter dans la haute Égypte, aborda le port de Benisouell (moyenne Égypte), pour y déposer sept cadavres, lesquels envoyés à l'hôpital de Benisouell furent reconnus décédés par le choléra.

Dès le lendemain de la visite du vapeur à Benisouell (c'est-à-dire le 14 juillet), la maladie se déclarait dans le pays et envahissait rapidement des localités assez éloignées de Benisouell, sans toucher aux environs de la ville.

Puis le fléau revenait sur ses pas et ravageait, à leur tour, les environs en question.

BIBLIOTHÈQUE IMPÉRIALE IMPR.

Paris, imprimerie de Paul Dupont, rue de Grenelle-St-Honoré, 45.

www.ingramcontent.com/pod-product-compliance
Ingram Content Group UK Ltd.
Pitfield, Milton Keynes, MK11 3LW, UK
UKHW021208230726
13926UKWH00001B/380

9 782016 182772